ALL IN ONE
Schlank Mix mit Punkten

Die besten Rezepte zum Abnehmen für den Thermomix®

Rezepte sind unabhängig recherchiert und getestet – nicht vom Gerätehersteller beeinflusst.

Impressum

März © 2019: Miriam Dorner, c/o BJ-Autorenservice, Bianca Jantzen, Gildehauser Weg 140a, 48529 Nordhorn

Covergestaltung: lauria; Coverbilder: Depositphotos - duskbabe, nata_vkusidey, fotocat10, filirochka

Alle Ratschläge in diesem Buch wurden von der Verfasserin und von ihren Beauftragten sorgfältig erwogen und geprüft. Sie bieten jedoch keinen Ersatz für kompetenten, fachlichen und persönlichen Rat. Eine Garantie kann daher nicht übernommen werden. Eine Haftung der Autorin für Personen-, Sach- und Vermögensschäden ist ausgeschlossen.

ISBN: 9781091950993

Inhalt

Abnehmen mit All IN ONE- und ONE POT-Rezepten für Thermomix®-Fans!

Alle Rezepte werden ausschließlich in Varoma und/oder Mixtopf des Thermomix© zubereitet. Wir benötigen weder den Backofen, noch den Herd oder die Mikrowelle!

Leckere, erprobte Rezepte für den Thermomix® zum Abnehmen mit vollständigen Nährwerten und Punkten nach dem aktuellen Punktesystem! (Neuester Stand 2019). Ideal also auch für das Abnehmen nach Punkten!

Hinweise:

Unabhängige Publikation: Diese Rezepte sind unabhängig recherchiert und getestet und beschreiben nur meine persönlichen Erfahrungen und Rezepte-Zubereitungen mit meiner Küchenmaschine, dem Thermomix©. Es besteht keinerlei Verbindung zu den Markeninhabern/Geräteherstellern.

Suppen & Eintöpfe

Hühnersuppe

Für 2 Portionen

Pro Portion: 233 kcal/ 10,1 g KH/ 38,6 g P/ 1,8 g F/ **0 Punkte** pro Portion

---

Zutaten:

2 Karotten

1 Lauch (in Ringe geschnitten)

1 Knoblauchzehe

300 g Hähnchenbrust

500 g Gemüse- oder Geflügelbrühe

Salz und Pfeffer

Zubereitung:

1. Gemüse waschen und in Scheiben bzw. Ringe schneiden.
2. Knoblauch schälen.
3. 1/3 des Gemüses mit Knoblauch in den Mixtopf geben und 5 Sek/Stufe 5 zerkleinern.
4. Brühe und Hähnchenbrust (in Stücken geschnitten) hinzufügen und 30 Min./Linkslauf/100°C/Stufe 2 köcheln lassen.
5. Mit Salz und Pfeffer abschmecken.

Rindfleisch-Bohnen-Eintopf

Für 2 Portionen

Pro Portion: 218 kcal/ 6,5 g KH/ 31 g P/ 6,5 g F/ **3 Punkte** pro Portion

---

Zutaten:

750 g Gemüse- oder Rinderbrühe

250 g mageres Rindfleisch (gestückelt, Gulasch)

150 g grüne Bohnen

200 g Kohlrabi

Salz und Pfeffer

1 EL gehackte Petersilie

Zubereitung:

1. Gemüsebrühe in Mixtopf geben.
2. Rindfleisch in Garkorb legen und etwas würzen.
3. Kohlrabi schälen und in Würfel schneiden. Kohlrabi in Varoma legen.
4. Garkorb einsetzen, Varoma aufsetzen, dann 35 Min./Varoma/Stufe 1 köcheln lassen.
5. Kohlrabistücke zu Fleisch und Brühe geben und 5 Min/Linkslauf/100°C/Rührstufe fertig kochen.
6. Mit Salz und Pfeffer abschmecken.
7. Mit Petersilie garnieren und servieren.

Hähnchen-Kohlrabi-Suppe

Für 2 Portionen

Pro Portion: 279 kcal/ 10,2 g KH/ 34,1 g P/ 12,1 g F/ **4 Punkte** pro Portion

---

Zutaten:

1 Zwiebel

350 g Kohlrabi (geschält und gestückelt)

250 g Hähnchenbrustfilet

1 TL Rapsöl

500 g Gemüsebrühe

50 g Crème Fraîche

1 TL Schnittlauchröllchen

Salz und Pfeffer

Zubereitung:

1. Zwiebel in Mixtopf geben und 5 Sek./Stufe 5 fein hacken.
2. Kohlrabi dazugeben.
3. Hähnchenbrust in kleine Stücke schneiden und ebenfalls hinzufügen.
4. Öl in den Mixtopf geben und 8 Min./Linkslauf/100°C/Rührstufe dünsten.
5. Gemüsebrühe hinzugeben und 25 Min./Linkslauf/100°C/Stufe 1 köcheln lassen.
6. Crème Fraîche, Schnittlauch, Gewürze dazugeben und 1 Min./Linkslauf/Rührstufe vermengen.

Brokkoli-Suppe

Für 2 Portionen

Pro Portion: 201 kcal/ 16,6 g KH/ 17,3 g P/ 5,8 g F/ **4 Punkte** pro Portion

---

Zutaten:

1 ½ Zwiebel

1 Knoblauchzehe

1 TL Öl

½ Paprika (in Stücken)

180 g Brokkoli (in Röschen)

100 g Kartoffeln (gewürfelt)

50 g Lachsschinken (gewürfelt)

600 Gemüsebrühe

1 TL Senf (mittelscharf)

Salz

50 g Kochsahne 7 %

Zubereitung:

1. Zwiebel und Knoblauchzehe schälen, in Mixtopf geben und 5 Sek./Stufe 5 fein hacken.
2. Öl hinzugeben und 3 Min./Varoma/Stufe 1 andünsten.
3. Paprika und Brokkoli dazugeben und 6 Sek./Stufe 5 fein hacken
4. Kartoffeln, Lachsschinken, Gemüsebrühe, Senf und Salz dazugeben und 30 Min./Linkslauf/100°C/Rührstufe kochen.
5. Sahne hinzufügen und 5 Min./Linkslauf/100°C/Rührstufe fertig kochen.

Gemüsesuppe mit Shrimps

Für 2 Portionen

Pro Portion: 201 kcal/ 15,8 g KH/ 15,9 g P/ 6 g F/ **0 Punkte** pro Portion

---

Zutaten:

1 Zwiebel

1 Knoblauchzehe

200 g Karotten (gewürfelt)

1 TL Olivenöl

1 EL Tomatenmark

500 g Gemüsebrühe

150 g Erbsen (TK)

100 g Shrimps

Salz und Pfeffer

Zubereitung:

1. Zwiebel und Knoblauch schälen, in Mixtopf geben und 5 Sek./Stufe 5 fein hacken.
2. Karotten und Öl dazugeben und 5 Min./Linkslauf/Varoma/Stufe 1 andünsten.
3. Tomatenmark, Gemüsebrühe und Erbsen hinzufügen und 15 Min./Linkslauf/100°C/Stufe 1 köcheln lassen.
4. Shrimps hinzufügen und 5 Min./Linkslauf/100°C/Stufe 1 fertig kochen.
5. Mit Salz und Pfeffer abschmecken und servieren.

Tomaten-Paprika-Eintopf mit Schweinefilet

Für 2 Portionen

Pro Portion: 206 kcal/ 15,3 g KH/ 19,6 g P/ 4,2 g F/ **2 Punkte** pro Portion

Zutaten:

1 Zwiebel

1 Knoblauchzehe

1 rote Paprika

1 gelbe Paprika

150 g Schweinefilet

1 EL Rapsöl

300 g gestückelte Tomaten

Salz und Pfeffer

Zubereitung:

1. Zwiebel und Knoblauchzehe schälen, in Mixtopf geben und 5 Sek./Stufe 5 fein hacken.
2. Paprika waschen und würfeln.
3. Schweinefilet in Streifen schneiden.
4. Öl mit Paprika und Schweinefilet zu den Zwiebeln/Knoblauchzehe hinzufügen und 6 Min./Linkslauf/Varoma/Rührstufe andünsten.
5. Gestückelte Tomaten hinzugeben und 20 Min./100°C/Stufe 1 garen.
6. Mit Salz und Pfeffer abschmecken und servieren.

Wirsing-Topf mit Bratwurst

Für 2 Portionen

Pro Portion: 272 kcal/ 8 g KH/ 20,5 g P/ 15,7 g F/ **9 Punkte** pro Portion

---

Zutaten:

100 g Blumenkohl (in Röschen zerteilt)

400 g Wirsing

150 g Bratwurst

600 g Gemüsebrühe

1 EL Schmand

Salz und Pfeffer

Zubereitung:

1. Blumenkohl in Garkorb legen.
2. Wirsing in Streifen schneiden.
3. Bratwurst ebenfalls in Scheiben schneiden.
4. Wirsing und Bratwurst in Varoma legen.
5. Gemüsebrühe in Mixtopf füllen, Garkörbchen einsetzen, Varoma aufsetzen und 30 Min./Varoma/Stufe 2 garen.
6. Garkörbchen entnehmen, Varoma absetzen.
7. Schmand zur Garflüssigkeit hinzufügen und 10 Sek./Stufe 5 mixen.
8. Blumenkohl, Wirsing und Bratwurststückchen hinzufügen und 20 Sek./Linkslauf/Rührstufe vermischen.

Hackbällchen-Eintopf

Für 2 Portionen

Pro Portion: 274 kcal/ 3,1 g KH/ 25,8 g P/ 18,2 g F/ **9 Punkte** pro Portion

---

Zutaten:

2 Zwiebeln (1 davon in dünne Scheiben)

200 g Rinderhack

1 EL Parmesan

1 Ei

1 TL Senf

500 g Gemüsebrühe

1 TL Halbfettbutter

1 TL Gemüsebrühe (ohne Zuckerzusatz)

1 ½ TL Senf

Salz und Pfeffer

Zubereitung:

1. 1 Zwiebel schälen, halbieren und in den Mixtopf geben. Zwiebel 5 Sek./Stufe 5 fein hacken.
2. Hackfleisch, Parmesan, Ei und Senf hinzufügen und 1 Min./Knetstufe vermengen. Daraus kleine Hackbällchen formen und in Varoma setzen.
3. Gemüsebrühe in den Mixtopf einfüllen, befüllten Varoma aufsetzen und 25 Min./Varoma/Stufe 1 garen lassen.
4. 300 g Garwasser kurz umfüllen, den Rest weggießen.
5. 2. Zwiebel schälen, halbieren, in den Mixtopf geben. Zwiebel 5 Sek./Stufe 5 fein hacken. Butter hinzufügen und 2 Min./Varoma/Stufe 2 andünsten.
6. Garflüssigkeit zu den Zwiebeln geben und 5 Min./100°C/Stufe 2 aufkochen.
7. Senf hinzugeben und würzen und nochmals 3 Min./100°C/Stufe 2 garen.

8. Hackbällchen vom Varoma in den Mixtopf geben und 3 Min./100°C/Linkslauf/Rührstufe vermischen.

Mit Geflügel

Hähnchen Toskana

Für 2 Portionen

Pro Portion: 617 kcal/ 22,4 g KH/ 59,7 g P/ 31,6 g F/ **6 Punkte** pro Portion

---

Zutaten:

300 g Hähnchenbrust

1 Mozzarella light

3 Tomaten

1 Zwiebel

1 Knoblauchzehe

1 TL Olivenöl

1 EL Tomatenmark

400 g Gemüsebrühe

1 Dose passierte Tomaten

100 g Kochsahne 7 %

Salz und Pfeffer

Zubereitung:

1. Hähnchenbrust in Schnitzel schneiden und in Varoma setzen. Hähnchenschnitzel würzen.
2. Mozzarella und Tomaten in Scheiben schneiden und auf das Hähnchen legen.
3. Zwiebel und Knoblauch schälen, in Mixtopf geben und 5 Sek./Stufe 5 fein hacken.
4. Öl und Tomatenmark hinzugeben und 3 Min./Varoma/Stufe 1 anbraten.
5. Gemüsebrühe in den Mixtopf geben, Varoma aufsetzen und 30 Min./Varoma/Stufe 1 garen.
6. Varoma abnehmen, Garwasser weggießen.

7. Passierte Tomaten und Kochsahne in Mixtopf geben. Mit Salz und Pfeffer würzen und 5 Min./100°C/Stufe 1 fertig kochen.
8. Hähnchen Toskana mit Tomatensauce servieren.

Gegarte Hähnchenschenkel mit Gemüse

Für 2 Portionen

Pro Portion: 354 kcal/ 13,7 g KH/ 35,1 g P/ 15,1 g F/ **4 Punkte** pro Portion

---

Zutaten:

1 Zwiebel

1 Karotte

700 g Wasser

2 Hähnchenschenkel

300 g Wasser

½ Zucchini (in Scheiben geschnitten)

1 rote Paprika (gestückelt)

1 Tomate (gestückelt)

70 g Schmand

Salz und Pfeffer

Zubereitung:

1. Zwiebel und Karotte in Mixtopf geben und 5 Sek./Stufe 5 zerkleinern.
2. Hähnchen etwas würzen und in Varoma legen.
3. Wasser in Mixtopf geben und 25 Min./Varoma/Stufe 1 vorgaren.
4. Zucchini, Paprika und Tomate in Varoma-Einlegeboden geben und zusammen mit den Hähnchenschenkeln im Varoma wieder aufsetzen. 20 Min./Varoma/Stufe 1 fertig garen.
5. Gemüse und Hähnchen beiseitestellen und warmhalten (z.B. Tuch auflegen).
6. Schmand zum restlichen Garwasser geben und 10 Sek./Stufe 5 vermengen.
7. Soße mit Salz und Pfeffer würzen und zusammen mit Hähnchenschenkel und Gemüse servieren.

Hähnchenbrust mit Kürbis und Champignons

Für 2 Portionen

Pro Portion: 317 kcal/ 17 g KH/ 38,1 g P/ 9,9 g F/ **3 Punkte** pro Portion

---

Zutaten:

250 g Hokkaidokürbis-Fruchtfleisch

100 g Champignons

300 g Hähnchenbrustfilet

2 TL Kräuterbutter

Salz und Pfeffer

500 g Gemüsebrühe

50 g Kochsahne 7 %

1 EL gehackte Petersilie

Zubereitung:

1. Kürbis in Würfel schneiden.
2. Champignons in Scheiben schneiden.
3. Kürbis und Champignons in Varoma geben und würzen.
4. Hähnchenbrustfilet in Schnitzel schneiden.
5. Hähnchenschnitzel in Varoma-Einlegeboden geben und mit Kräuterbutter bestreichen.
6. Gemüsebrühe in den Mixtopf geben, Varoma aufsetzen und 30 Min./Varoma/Stufe 1 garen.
7. Varoma mit Inhalt warmstellen.
8. Sahne und Petersilie zur Gemüsebrühe in den Mixtopf geben und 3 Min./100°C/Stufe 2 aufkochen, mit Salz und Pfeffer abschmecken.
9. Hähnchen mit Kürbis, Champignons und Soße servieren.

Putenschnitzel mit Feta-Gemüse-Haube

Für 2 Portionen

Pro Portion: 314 kcal/ 10,8 g KH/ 42 g P/ 9,1 g F/ **3 Punkte** pro Portion

---

Zutaten:

1 Frühlingszwiebel (in Röllchen)

1 rote Paprika (in Stücken)

1 Karotte (in Scheiben)

1 Zucchini (in Scheiben)

100 g Feta light

250 g Putenschnitzel

Salz und Pfeffer

500 g Gemüse- oder Geflügelbrühe

1 EL Schmelzkäse

1 EL gehackte Petersilie

Zubereitung:

1. Die Frühlingszwiebeln mit der Hälfte an Paprika, Karotte und Zucchini in den Mixtopf geben und 5 Sek./Stufe 5 grob zerkleinern. Die restliche Hälfte des Gemüses im Varomaeinlegeboden verteilen.
2. Feta und Emmentaler zum Kleingehackten in den Mixtopf geben und 5 Sek./Stufe 7 zerkleinern.
3. Putenschnitzel würzen und in den Varoma geben. Mit dem Gemüse-Käse-Teig bestreichen.
4. Brühe in den Mixtopf geben und 30 Min./Varoma/Stufe 1 garen.
5. Varoma abnehmen und warmstellen.
6. Schmelzkäse und gehackte Petersilie zur Brühe geben und 3 Min./100°C/Stufe 2 aufkochen.
7. Putenschnitzel mit Gemüse und Soße servieren.

Putenröllchen-Snack

Für 2 Portionen

Pro Portion: 168 kcal/ 5,3 g KH/ 21,3 g P/ 8,5 g F/ **5 Punkte** pro Portion

---

Zutaten:

1 Zwiebel

1 Knoblauchzehe

2 EL grünes Pesto

200 g Putenschinken oder Kochschinken

500 g Gemüsebrühe

Salz und Pfeffer

Zubereitung:

1. Zwiebel und Knoblauch in Mixtopf geben und 6 Sek/Stufe 6 hacken.
2. Grünes Pesto hinzufügen und 10 Sek./Stufe 3 vermengen.
3. Masse auf Putenschinken geben und aufrollen.
4. Putenröllchen in Varoma legen.
5. Gemüsebrühe in Mixtopf geben und 20 Min./Varoma/Stufe 1 garen.

Hähnchengeschnetzeltes mit Gemüse

Für 2 Portionen

Pro Portion: 401 kcal/ 14,2 g KH/ 41 g P/ 18,7 g F/ **7 Punkte** pro Portion

---

Zutaten:

1 Zwiebel

1 Knoblauchzehe

300 g Hähnchenbrust (in Streifen)

½ TL Paprikapulver (rosenscharf)

1 TL Olivenöl

200 g Champignons (in Scheiben)

1 Paprika rot (in Streifen)

150 g Zucchini (in Scheiben)

750 g Gemüsebrühe

Salz und Pfeffer

1 TL Currypulver

1 EL Mehl

100 g Schmand

Zubereitung:

1. Zwiebel und Knoblauch in Mixtopf geben und 5 Sek/Stufe 6 hacken.
2. Öl in den Mixtopf geben und 3 Min./Varoma/Rührstufe andünsten
3. Hähnchen auf Varoma-Einlegeboden verteilen und mit dem Paprikapulver bestreuen.
4. Champignons, Paprika und Zucchini in Varoma und Varoma-Einlegeboden verteilen.
5. Gemüsebrühe in den Mixtopf geben.
6. Varoma aufsetzen und 25 Min./Varoma/Stufe 2 garen, dann kurz warmstellen.

7. Gewürze, Mehl und Schmand in den Mixtopf zur Gemüsebrühe dazugeben und 15 Sek./ Stufe 5 vermischen, dann 2 Min./100°C/Stufe 3 aufkochen lassen.
8. Hähnchen mit Paprika in den Mixtopf hinzufügen und 3 Min./ 100°C/Rührstufe vermischen.
9. Geschnetzeltes mit Champignons und Zucchini servieren.

Puten-Paprika-Topf

Für 2 Portionen

Pro Portion: 289 kcal/ 18,9 g KH/ 41,3 g P/ 3,5 g F/ **0 Punkte** pro Portion

---

Zutaten:

1 Zwiebel (geviertelt und Scheibchen abgezogen)

1 rote Paprika (geviertelt)

1 gelbe Paprika (geviertelt)

500 g Gemüsebrühe

Backpapier

300 g Putenbrust (gewürfelt)

1 – 2 EL Tomatenmark

400 g gehackte Tomaten

Salz, Pfeffer

Zubereitung:

1. Backpapier für Varomaeinlegeboden zuschneiden und damit auslegen.
2. Putenbrustwürfel darauf verteilen und würzen.
3. Zwiebelviertel und Paprika hinzufügen.
4. Brühe in den Mixtopf geben, Varoma aufsetzen und 25 Min./Varoma/Stufe 1 garen.
5. Brühe ausgießen.
6. Gehackte Tomaten, Tomatenmark und Gewürze in den Mixtopf geben und 4 Min./ 100°C/Stufe 3 aufkochen lassen.
7. Varomainhalt in den Mixtopf hinzufügen und 3 Min./Linkslauf/100°C/Rührstufe vermengen.

Gefüllte Zucchini

Für 2 Portionen

Pro Portion: 420 kcal/ 14,8 g KH/ 44,2 g P/ 19,8 g F/ **4 Punkte** pro Portion

---

Zutaten:

2 Zucchini (in breiten Scheiben)

1 Zwiebel

1 Knoblauchzehe

50 g Mais

1 TL Kräuterbutter

250 g Geflügelhack

Salz und Pfeffer

500 g Wasser

70 g geriebener Gouda

Zubereitung:

1. Zucchini halbieren und etwas aushöhlen.
2. Zwiebel und Knoblauch in Mixtopf geben und 3 Sek./Stufe 5 fein hacken
3. Mais, Butter, Hackfleisch und Gewürze in den Mixtopf geben und 1 Min./Knetstufe vermengen
4. Inhalt in Zucchini geben und Gouda darüber verteilen.
5. Zucchini in Varoma geben und Wasser in Mixtopf geben.
6. Varoma aufsetzen und 25 Min./Varoma/Stufe 2 garen

Paprika-Hähnchen-Mix

Für 2 Portionen

Pro Portion: 276 kcal/ 13,6 g KH/ 32,5 g P/ 9,8 g F/ **2 Punkte** pro Portion

---

Zutaten:

250 g Hähnchenbrust

1 TL Olivenöl

2 Paprika (gelb und rot)

400 g Gemüsebrühe

1 Zwiebel

1 Knoblauchzehe

1 EL Crème Fraîche

1 TL Paprikapaste

Salz und Pfeffer

Zubereitung:

1. Hähnchen in Streifen schneiden, würzen, ölen und in Einlegeboden geben.
2. Paprika waschen, ebenfalls in Streifen schneiden und in Varoma geben.
3. Gemüsebrühe in Mixtopf füllen, Varoma aufsetzen und 25 Min./Varoma/Stufe 1 garen.
4. Garflüssigkeit in eine Schüssel umfüllen, Varoma warmstellen.
5. Zwiebel und Knoblauch in Mixtopf geben und 5 Sek./Stufe 5 fein hacken.
6. Garflüssigkeit hinzufügen und 3 Min./100°C/Stufe 1 köcheln lassen.
7. Crème Fraîche und Paprikapaste dazugeben und nochmals 3 Min. erhitzen.
8. Paprika und Hähnchen in den Mixtopf geben und 2 Min./80°C/Linkslauf/Rührstufe vermengen, ggfs. nachwürzen und servieren.

Erfrischender Nudel-Geflügel-Salat mit Mandarinen

Für 2 Portionen

Pro Portion: 517 kcal/ 65,9 g KH/ 37,5 g P/ 10,2 g F/ **12 Punkte** pro Portion

---

Zutaten:

500 g Wasser

½ TL Salz

150 g Nudeln (z.B. Hörnchen)

400 g Wasser

150 g Geflügelfleisch (z.B. Hähnchen)

½ Stange Lauch

100 g Mandarinen (aus der Dose)

50 g Emmentaler (gewürfelt)

100 g Mandarinensaft (von der Dose)

75 g Joghurt

1 TL Curry

Salz und Pfeffer

Zubereitung:

1. Wasser und Salz in den Mixtopf geben
2. Mixtopf auf 15 Min./Linkslauf/Stufe 100°C/Rührstufe einstellen
3. Nudeln nach 5 Minuten durch die Mixtopfdeckelöffnung hinzufügen und in ca. 10 Min. fertig garen und danach abseihen.
4. Geflügelfleisch in kleine Würfel schneiden, würzen und in Varoma geben. Lauch in Ringe schneiden und im Varomaeinlegeboden verteilen. Inhalt 15 Min./Varoma/Stufe 2 garen. Danach etwas abkühlen lassen.
5. Garwasser ausgießen. Mandarinensaft, Joghurt, Curry, Salz und Pfeffer in den Mixtopf geben und 10 Sek./Stufe 4 vermischen.
6. Alle Zutaten in einer Schüssel vorsichtig vermischen und mind. 15 Min. ziehen lassen.

Paprikaschoten mit Putenhackfleisch

Für 2 Portionen

Pro Portion: 419 kcal/ 25,7 g KH/ 31,3 g P/ 19,6 g F/ **9 Punkte** pro Portion

---

Zutaten:

1 Zwiebel

250 g Putenhackfleisch

1 EL Paniermehl

1 Ei

1 TL Senf

1 TL Tomatenmark

Salz und Pfeffer

2 Paprika rot

400 g Gemüsebrühe

150 g passierte Tomaten

80 g Sahne

1 TL Ajvar

Zubereitung:

1. Zwiebel in Mixtopf geben und 5 Sek./Stufe 5 fein hacken.
2. Putenhackfleisch, Ei, Senf, Tomatenmark, Salz sowie Pfeffer hinzufügen und 1 Min./Knetstufe vermengen.
3. Paprika halbieren und Kerne und Stängel entfernen. Die Hälften mit der Fleischmasse füllen.
4. Paprika in Varoma legen.
5. Gemüsebrühe und passierte Tomaten in den Mixtopf geben, Varoma aufsetzen und 35 Min./Varoma/Stufe 1 garen. Varoma abnehmen und warmstellen.
6. Sahne und Ajvar zur Tomatensauce in den Mixtopf geben und 3 Min./100°C/Stufe 1 aufkochen. Gefüllte Paprika mit Soße servieren.

Mit Fleisch

Wirsing-Rouladen

Für 2 Portionen

Pro Portion: 403 kcal/ 13,6 g KH/ 27,3 g P/ 24,7 g F/ **11 Punkte** pro Portion

---

Zutaten:

1 Zwiebel

300 g gemischtes Hackfleisch

1 Ei

Salz und Pfeffer

6 Wirsingblätter

750 g Wasser

1 ½ TL Gemüsebrühe (ohne Zuckerzusatz)

½ TL Paprikapulver

400 g Garflüssigkeit

20 g Halbfettbutter

20 g Mehl

40 g Kochsahne 7 %

20 g Tomatenmark

Zubereitung:

1. Zwiebel schälen, in den Mixtopf geben und 5 Sek./Stufe 5 fein hacken.
2. Hackfleisch, Eier, etwas Salz und Pfeffer dazugeben und 90 Sek./Knetmodus verarbeiten.
3. Hackfleisch in einen anderen Behälter geben.
4. Wirsing in Varoma legen.
5. Wasser in Mixtopf geben und 10 Min./Varoma/Stufe 1 garen.
6. Hackfleisch in Wirsing geben und als Roulade einrollen und mit einem Küchengarn etc. zubinden.

7. Rouladen in Varoma legen und 40 Min./Varoma/Stufe 2 garen.
8. Rouladen beiseitestellen und warmhalten.
9. Garflüssigkeit in eine Schüssel umfüllen.
10. Butter und Mehl in Mixtopf geben und 3 Min/100°C/Stufe 2 anschwitzen.
11. Garflüssigkeit, Kochsahne und Tomatenmark hinzufügen und 5 Min/100°C/Stufe 3 zubereiten. Mit etwas Salz und Pfeffer abschmecken und den Rouladen servieren.

Zoodles Bolognese

Für 2 Portionen

Pro Portion: 290 kcal/ 14,7 g KH/ 22,5 g P/ 14,6 g F/ **6 Punkte** pro Portion

---

Zutaten:

1 Zwiebel

1 Knoblauchzehe

1 TL Halbfettbutter

200 g Putenhackfleisch

50 g Tomatenmark

1 TL Petersilie (gehackt)

80 g Kochsahne 7 %

200 g passierte Tomaten

1 TL Gemüsebrühepulver

Salz und Pfeffer

200 g Zoodles (Zucchininudeln selbst hergestellt oder gekauft)

Zubereitung:

1. Zwiebel und Knoblauch schälen, in Mixtopf geben und 3 – 5 Sek/Stufe 5 fein hacken.
2. Butter dazugeben und 3 Min./Varoma/Stufe 1 andünsten.
3. Hackfleisch und Tomatenmark dazugeben und weitere 5 Min. andünsten.
4. Petersilie, Kochsahne, passierte Tomaten, Gemüsebrühepulver und Gewürze dazugeben und 13 Min./Linkslauf/100°C/Stufe 1 garen.
5. Dann entweder mit den rohen Zucchininudeln servieren oder die Zucchininudeln hinzufügen und 5 Min./Linkslauf/80°C/Rührstufe vermengen.

Gemüsetopf mit Fleisch

Für 2 Portionen

Pro Portion: 232 kcal/ 14,8 g KH/ 26 g P/ 6,1 g F/ **3 Punkte** pro Portion

---

Zutaten:

1 Zwiebel

1 Knoblauchzehe

1 TL Olivenöl

150 g gestückelte Tomaten (aus der Dose)

200 g Gemüsebrühe

1 Paprika (in Stücke)

1 Zucchini (Scheiben, halbiert)

½ Aubergine (Scheiben, halbiert)

200 g mageres Rindfleisch (in Streifen geschnitten)

1 TL Tomatenmark

Salz und Pfeffer

Zubereitung:

1. Zwiebel und Knoblauch schälen, in Mixtopf geben und 8 Sek./Stufe 5 fein hacken.
2. Öl dazugeben und 3 Min./Varoma/Stufe 1 andünsten lassen.
3. Gestückelte Tomaten und Gemüsebrühe in den Mixtopf geben.
4. Gemüse in Varoma legen.
5. Rindfleisch im Einlegeboden verteilen.
6. Varoma aufsetzen und 30 Min./Varoma/Stufe 1 garen.
7. Varoma abnehmen und warmhalten.
8. Tomatenmark und Gewürze in den Mixtopf geben und 10 Sek./Stufe 3 vermengen.
9. Fleisch und Gemüse zur Soße geben und 5 Min./Linkslauf/100°C/Rührstufe fertig kochen.

Gefüllte Schinkenröllchen

Für 2 Portionen

Pro Portion: 327 kcal/ 14,8 g KH/ 26 g P/ 6 g F/ **4 Punkte** pro Portionen

---

Zutaten:

3 Scheiben Filinchen (Low Carb, Knäcke)

1 Zwiebel, geschält

1 EL Petersilie gehackt

1 TL Schnittlauchröllchen

150 g Milch (fettarm)

1 Ei

6-7 Scheiben Kochschinken

300 g Wasser

Salz

Zubereitung:

1. Knäcke, Zwiebel und Kräuter in Mixtopf geben und 10 Sek./Stufe 5 zerkleinern. Inhalt in eine Schüssel geben.
2. Milch in Mixtopf gebem und 1 Min./60°C/Stufe 1 erhitzen.
3. Milch und Ei zur Brotmasse in die Schüssel geben und vermengen.
4. Brotmasse auf Schinkenscheiben geben und aufrollen.
5. Schinkenröllchen in Varoma geben und Wasser mit Salz in Mixtopf füllen.
6. Varoma aufsetzen und 20 Min./Varoma/Stufe 1 stellen.

Gefüllte Paprikaschoten mit Hack

Für 2 Portionen

Pro Portion: 667 kcal/ 21 g KH/ 54,9 g P/ 38,1 g F/ **9 Punkte** pro Portion

---

Zutaten:

2 Zwiebel

250 g Rinderhack

1 Scheibe Low Carb Brot, z.B. Filinchen

1 Ei

½ TL Paprikapulver

1 ½ TL Senf

1 EL Tomatenmark

Salz und Pfeffer

2 Paprikaschoten (gewaschen und entkernt)

1 Knoblauchzehe

250 g passierte Tomaten

250 g Gemüsebrühe

50 g Kochsahne 7 %

1 EL Petersilie (gehackt)

Zubereitung:

1. Eine Zwiebel schälen, in Mixtopf geben und 5 Sek./Stufe 5 zerkleinern.
2. Rinderhackfleisch, Brot, Ei, Gewürze, Senf und Tomatenmark in den Mixtopf geben und 1 Min./Knetstufe vermengen. Fleischfüllung in die Paprika geben.
3. Paprikaschoten in Varoma geben. Mixtopf säubern.
4. Zweite Zwiebel und den Knoblauch schälen, in Mixtopf geben und 5 Sek./Stufe 5 fein hacken.
5. Passierte Tomaten hinzufügen und 40 Min./Varoma/Stufe 1 garen.

6. Varoma warmhalten. Tomatensauce im Mixtopf mit Sahne 2 Min./100°C/Stufe 2 aufkochen.
7. Gefüllte Paprika mit Sauce und Kräuter servieren.

Karotten-Paprika-Topf mit Hackfleisch

Für 2 Portionen

Pro Portion: 355 kcal/ 14,1 g KH/ 24 g P/ 19,6 g F/ **8 Punkte** pro Portion

---

Zutaten:

1 Zwiebel

1 Knoblauchzehe

2 Champignons

1 EL Rapsöl

200 g gemischtes Hackfleisch

1 rote Paprika

1 gelbe Paprika

250 g passierte Tomaten

1 TL Gemüsebrühe (zuckerfrei)

2 Stiele Petersilie (gehackt)

Zubereitung:

1. Zwiebel und Knoblauch in Mixtopf geben und 6 Sek./Stufe 5 fein hacken.
2. Champignons dazugeben und 3 Sek./Stufe 4 zerkleinern.
3. Öl in Mixtopf geben.
4. Hackfleisch hinzugeben und 3 Min./100°C/Stufe 1 andünsten.
5. Hackfleisch dazugeben und weitere 5 Min. anbraten.
6. Paprika stückeln und in den Mixtopf geben.
7. Passierte Tomaten, Gemüsebrühe und Petersilie hinzufügen und 15 Min./100°C/Stufe 1 köcheln lassen.

Kassler mit Sauerkraut

Für 2 Portionen

Pro Portion: 336 kcal/ 20,1 g KH/ 41,3 g P/ 9,5 g F/ **6 Punkte** pro Portion

---

Zutaten:

1 Zwiebel

½ Apfel (entkernt)

1 TL Halbfettbutter

400 g Sauerkraut (aus der Dose)

1 Lorbeerblatt

350 g Gemüsebrühe

Salz und Pfeffer

3 Kasseler

Zubereitung:

1. Zwiebel schälen und mit Apfel in Mixtopf geben und 5 Sek./Stufe 5 fein hacken.
2. Butter dazugeben und 3 Min./Varoma/Stufe 1 andünsten.
3. Sauerkraut, Lorbeerblätter, Gemüse und etwas Salz sowie Pfeffer in Mixtopf geben und 6 Min./100°C/Stufe 1 garen lassen.
4. Kassler auf Einlegeboden geben.
5. Sauerkraut darüber verteilen und 25 Min./Varoma/Stufe 1 nochmals garen lassen.

Schweinefilet-Pfanne mit Curry

Für 2 Portionen

Pro Portion: 218 kcal/ 8,1 g KH/ 28,6 g P/ 5,6 g F/ **5 Punkte** pro Portion

Zutaten:

1 Zwiebel

1 TL Rapsöl

250 g Schweinefilet (in Streifen)

100 g Champignons (geputzt und geviertelt)

5 Cocktailtomaten (geviertelt)

1 TL Curry

1 EL Mango-Marmelade

50 g Kokosmilch

Salz und Pfeffer

Zubereitung:

1. Zwiebel schälen, in Mixtopf geben und 5 Sek./Stufe 5 zerkleinern.
2. Öl hinzugeben und 3 Min./Varoma/Stufe 1 andünsten.
3. Schweinefiletstreifen dazugeben und 7 Min./Varoma/Linkslauf/Rührstufe andünsten.
4. Restliche Zutaten in den Mixtopf hinzufügen und 6 Min./100°C/Linkslauf/Rührstüfe fertig köcheln lassen.

Merguez mit Karottengemüse

Für 2 Portionen

Pro Portion: 361 kcal/ 13,7 g KH/ 19,2 g P/ 22,1 g F/ **6 Punkte** pro Portion

Zutaten:

2 Merguez (Hackfleisch-Bratwürste)

400 g Karotten (in Scheiben)

500 g Gemüsebrühe

1 Zwiebel

1 TL Butter

Salz und Pfeffer nach Geschmack

Zubereitung:

1. Merguez zusammen mit den Karottenscheiben in den Varoma geben.
2. Gemüsebrühe in den Mixtopf geben und 20 Min./Varoma/Stufe 2 garen.
3. Varoma abnehmen, warmstellen und Gemüsebrühe in eine Schüssel umfüllen.
4. Zwiebel schälen, in Mixtopf geben und 3 Sek./Stufe 5 zerkleinern.
5. Butter hinzugeben und 3 Min./100°C/Stufe 1 andünsten.
6. Karotten und 3 EL Gemüsebrühe hinzufügen und 2 Min./100°/Linkslauf/Rührstufe vermengen.
7. Karottengemüse mit Salz und Pfeffer würzen und mit den Merguez servieren.

Wirsing-Pfanne mit Mettenden

Für 2 Portionen

Pro Portion: 435 kcal/ 9 g KH/ 24,6 g P/ 33,7 g F/ **11 Punkte** pro Portion

Zutaten:

450 g Wirsing

2 Mettenden

500 g Gemüsebrühe

1 EL Crème Fraîche

Salz und Pfeffer

Zubereitung:

1. Wirsing in Streifen schneiden.
2. Mettenden in Scheiben schneiden.
3. Wirsing und Mettenden in Varoma geben.
4. Gemüsebrühe in Mixtopf füllen.
5. Mixtopf auf 30 Min./100°C/Stufe 2 einstellen.
6. Wirsing und Mettenden in den Mixtopf zum Garwasser geben, Crème Fraîche dazugeben und 5 Min./100°C/Linkslauf/Rührstufe fertig kochen.
7. Mit Salz und Pfeffer abschmecken.

Fisch

Feiner Lachs-Gemüse-Topf

Für 2 Portionen

Pro Portion: 352 kcal/ 13,4 g KH/ 26,9 g P/ 15,6 g F/ **3 Punkte** pro Portion

---

Zutaten:

400 g Gemüsebrühe

200 g Karotten (geschält und in Scheiben)

100 g Blumenkohl (in Röschen zerteilt)

100 g Brokkoli (in Röschen zerteilt)

200 g Lachsfilet (TK)

1 Zwiebel

150 g Kochsahne 7 %

½ EL Tomatenmark

Fischgewürz, Salz und Pfeffer

Zubereitung:

1. Gemüsebrühe in Mixtopf geben.
2. Gemüse in Varoma legen.
3. Lachsfilet in Stücke schneiden und in Einlegeboden geben.
4. Varoma aufsetzen und 30 Min/Varoma/Stufe 1 stellen.
5. Varoma abnehmen und warmhalten.
6. Sahne mit Tomatenmark zu Gemüsebrühe in Mixtopf geben und 4 Min./100°C/Stufe 3 garen köcheln lassen.
7. Gemüse und Fisch in die Soße geben und 30 Sek./Linkslauf/Stufe 1 vermengen.

Lachsfilet mit Selleriepüree

Für 2 Portionen

Pro Portion: 421 kcal/ 7,7 g KH/ 37,5 g P/ 19,8 g F/ **1 Punkt** pro Portion

Zutaten:

300 g Lachsfilet

1 Spritzer Zitronensaft

450 g Knollensellerie (geschält und gewürfelt)

1 Stange Lauch (in Ringe geschnitten)

500 g Wasser

1 EL Halbfettbutter

2 EL Sahne oder Milch

Salz und Pfeffer

½ TL Muskat

Zubereitung:

1. Lachs mit Zitronensaft einreiben, mit etwas Salz und Pfeffer würzen und in Varoma-Einlegeboden geben.
2. Gemüse in Varoma verteilen.
3. Wasser mit etwas Salz in Mixtopf geben.
4. Varoma aufsetzen und 30 Min./Varoma/Stufe 1 garen.
5. Flüssigkeit aus Mixtopf entfernen.
6. Gemüse in Mixtopf geben und 20 Sek./Stufe 8 pürieren.
7. Butter, Sahne und Gewürze dazugeben und 30 Sek./Stufe 8 mixen.

Fischbällchen mit Joghurtsauce

Für 2 Portionen

Pro Portion: 297 kcal/ 10,1 g KH/ 42 g P/ 9,4 g F/ **1 Punkt** pro Portion

---

Zutaten:

2 Scheiben Low Carb Knäckebrot z.B. Filinchen

1 Zwiebel

½ rote Paprika (in Stücken)

250 g Kabeljau

1 Ei

500 g Gemüsebrühe

1 Becher Joghurt natur (200 g)

1 EL Schnittlauchröllchen

Salz und Pfeffer

Zubereitung:

1. Low Carb Knäcke in Mixtopf geben und 10 Sek./Stufe 8 zerkleinern.
2. Brot in eine Schüssel geben.
3. Zwiebel schälen und zusammen mit Paprika in Mixtopf geben und 5 Sek./Stufe 5 fein hacken.
4. Fischfilet in kleine Stücke schneiden und hinzufügen.
5. Ei und etwas Salz sowie Pfeffer dazugeben und 15 Sek./Stufe 1 vermengen.
6. Aus der Masse Bällchen formen und in Varoma legen.
7. Gemüsebrühe in Mixtopf geben, Varoma aufsetzen und Bällchen 20 Min./Varoma/Stufe 2 garen.
8. Mixtopf anschließend reinigen und kalt auswaschen.
9. Joghurt, Schnittlauch und etwas Salz und Pfeffer dazugeben und 10 Sek./Linkslauf/Stufe 1 vermischen.

Forellenfilet mit Basilikumhaube

Für 2 Portionen

Pro Portion: 293 kcal/ 5,4 g KH/ 28,9 g P/ 16,7 g F/ **2 Punkte** pro Portion

---

Zutaten:

2 Scheiben Low Carb Knäcke z.B. Filinchen

20 g Basilikum

1 Eigelb

1 EL Pinienkerne

Salz und Pfeffer

250 g Forellenfilet

500 g Gemüsebrühe

Zubereitung:

1. Knäcke in Mixtopf geben und 3 Sek./Stufe 5 zerkleinern.
2. Basilikum dazugeben und weitere 4 Sek. zerkleinern.
3. Dann Eigelb, Pinienkerne, Salz und Pfeffer dazugeben und 15 Sek./Stufe 4 vermischen.
4. Forelle in Varoma legen und die Basilikummasse darüber geben.
5. Gemüsebrühe in den Mixtopf füllen, Varoma aufsetzen und 20 Min./Varoma/Stufe 2 garen.

Omelette mit Garnelen und Spargel

Für 2 Portionen

Pro Portion: 238 kcal/ 5,8 g KH/ 26,7 g P/ 12,9 g F/ **0 Punkte** pro Portion

---

Zutaten:

1 Zwiebel

1 Knoblauchzehe

1 TL Rapsöl

150 g Garnelen

3 Eier

100 g Spargel (gekocht, aus dem Glas, gestückelt)

350 g Gemüsebrühe

Salz und Pfeffer

Zubereitung:

1. Zwiebel und Knoblauchzehe schälen, in Mixtopf geben und 5 Sek./Stufe 5 zerkleinern.
2. Öl in Mixtopf hinzugeben und 2 Min./Varoma/Rührstufe andünsten.
3. Garnelen hinzugeben und weitere 5 Min. andünsten. Alles in eine Schüssel umfüllen.
4. Eier in Mixtopf geben und Inhalt 15 Sek./Stufe 3 vermengen.
5. Zwiebel-Knoblauch-Garnelen-Gemisch mit Spargel zur Eiermasse geben und 10 Sek./Linkslauf/Stufe 1 unterheben.
6. Ein Backpapier für den Varoma zurechtschneiden, Eiermasse einfüllen.
7. Mixtopf säubern.
8. Brühe in dem Mixtopf geben, Varoma aufsetzen und 20 Min./Varoma/Stufe 2 garen.

Scampi und Gemüse in Frischkäsesauce

Für 2 Portionen

Pro Portion: 238 kcal/ 5,8 g KH/ 26,7 g P/ 12,9 g F/ **0 Punkte** pro Portion

---

Zutaten:

1 Zwiebel

1 TL Öl

150 g Scampi

1 Tomate (gestückelt)

1 Zucchini (gestückelt)

Salz, Pfeffer

1 Prise Curry

50 g Frischkäse

25 g Kochsahne 7 %

1 EL Petersilie (gehackt)

1 TL Schnittlauch

Zubereitung:

1. Zwiebel schälen, in Mixtopf geben und 5 Sek./Stufe 5 zerkleinern.
2. Öl hinzugeben und 3 Min./Varoma/Stufe 1 andünsten.
3. Scampi und Gemüse dazugeben, mit Salz und Pfeffer würzen, Curry dazugeben und 10 Min./100°C/Linkslauf/Rührstufe kochen. Mixtopf säubern.
4. Frischkäse, Kochsahne und Kräuter hinzufügen und 5 Min./100°C/Linkslauf/Rührstufe fertig kochen.

Salate

Blumenkohl Salat

Für 2 Portionen

Pro Portion: 186 kcal/ 10,5 g KH/ 6 g P/ 12 g F/ **2 Punkte**

Zutaten:

400 g Blumenkohl (in Röschen zerteilt)

400 g Gemüsebrühe

1 EL Mehl

1 TL Butter

20 g Sahne

1 Spritzer Zitronensaft

Salz und Pfeffer

Zubereitung:

1. Blumenkohl in Varoma legen.
2. Gemüsebrühe in Mixtopf geben, Varoma aufsetzen und 25 Min./Varoma/Stufe 2 garen.
3. Varoma abnehmen und warmhalten.
4. Mehl, Butter, Sahne und Zitronensaft in Mixtopf geben, würzen und 5 Min./100°C/Stufe 2 aufkochen.
5. Blumenkohl zur Soße geben und 15 Sek./Linkslauf/Rührstufe vermengen.

Fruchtiger Kürbissalat mit Ingwer

Für 2 Portionen

Pro Portion: 261 kcal/ 43,2 g KH/ 5,9 g P/ 6,6 g F/ **3 Punkte**

Zutaten:

600 g Wasser

600 g Kürbisfleisch (in kleine Stücke)

1 Zwiebel

1 Knoblauchzehe

5 g Ingwer

1 EL Olivenöl

Fleisch aus ½ Zitrone

1 EL Essig

1 TL Zucker

300 g Wasser

1 EL Salz

Pfeffer

1 TL Senf

Kurkuma

1 Prise Zimt

Zubereitung:

1. Wasser in Mixtopf geben.
2. Kürbis in Varoma geben und 20 Min./Varoma/Stufe 1 garen lassen.
3. Wasser abgießen, Varoma abnehmen.
4. Zwiebel, Knoblauch schälen und Ingwer in den Mixtopf geben und 5 Sek./Stufe 5 fein hacken.
5. Öl dazugeben und 15 Sek./Stufe 3 andünsten.
6. Zitronenfleisch, Essig, Zucker, Salz, Pfeffer und Senf dazugebe, 10

Sek./Stufe 6 vermengen.

7. Kürbis dazugeben und 10 Sek./Linkslauf/Rührstufe vermischen.
8. Mit Kurkuma und Zimt abschmecken und servieren.

Griechischer Salat mit Feta

Für 4 Portionen

Pro Portion: 261 kcal/ 43,2 g KH/ 5,9 g P/ 6,6 g F/ **4 Punkte**

Zutaten:

1 ½ Zwiebeln

1 Knoblauchzehe

150 g Feta fettreduziert

400 g Salat (Eisberg)

½ gelbe Paprika (gestückelt)

½ rote Paprika (gestückelt)

2 Tomaten (geviertelt)

½ Salatgurke (gestückelt)

20 g grüne Oliven (entsteint halbiert)

20 g schwarze Oliven (entsteint, halbiert)

3 EL Olivenöl

1 EL Balsamico

Salz und Pfeffer

½ TL Zucker

5 Stiele Petersilie (zerhackt)

3 Stiele Schnittlauch (zerhackt)

Zubereitung:

1. Zwiebel und Knoblauch schälen, in den Mixtopf geben und 6 Sek./Stufe 5 zerhacken.
2. Feta dazugeben und weitere 5 Sek. zerkleinern. Zwiebel, Knoblauch und Feta in eine Schüssel geben.
3. Salat und Paprika in den Mixtopf geben und 5 Sek./Stufe 6 zerkleinern, danach in die Schüssel hinzufügen.

4. Tomaten und Gurke ebenfalls in die Schüssel geben.
5. Oliven in den Mixtopf geben und 6 Sek./Stufe 6 fein hacken und zur Schüssel hinzufügen.
6. Öl, Balsamico, Gewürze, Zucker und Kräuter hinzufügen und 10 Sek./Stufe 5 zu Dressing vermischen.
7. Danach in die Schüssel zum Salat geben und gut durchmischen. Mindestens 30 Min. ziehen lassen.

Coleslaw

Für 2 Portionen

Pro Portion: 277 kcal/ 21 g KH/ 5,1 g P/ 17,1 g F/ **7 Punkte**

Zutaten:

2 kleine Zwiebel

300 g Weißkraut (grob geschnitten)

2 Karotten (geschält und grob gestückelt)

100 g Schmand

50 g Wasser

1 TL Rapsöl

1 EL Essig

1 TL Zucker

Salz

Zubereitung:

1. Zwiebel, Weißkraut und Karotten in dem Mixtopf geben.
2. Inhalt 12 Sek./Stufe 6 zerkleinern. Mit dem Spatel immer wieder nach unten schieben und so lange wiederholen bis die gewünschte Größe erreicht ist.
3. Restliche Zutaten dazugeben.
4. Inhalt für 15 Sek./Linkslauf/Rührstufe vermischen und mind. 30 Min. ziehen lassen.

Vegetarisch

Curry-Risotto mit Karotten

Für 2 Portionen

Pro Portion: 427 kcal/ 73,8 g KH/ 10,7 g P/ 7,6 g F/ **9 Punkte**

Zutaten:

2 Knoblauchzehen

2 Zwiebeln

250 g Karotten

150 g Risottoreis

1 TL Rapsöl

1 EL Curry

400 g Gemüsebrühe (heiß)

150 g Tomaten (gestückelt)

50 g Frischkäse (Kräuter)

1 TL frischer Zitronensaft

Salz und Pfeffer

Zubereitung:

1. Knoblauch, Zwiebeln und Karotten in den Mixtopf geben, für 6 Sek./Stufe 5 fein hacken.
2. Risottoreis, Öl und Curry hinzufügen und 5 Min./Linkslauf/Varoma/Stufe 1 andünsten.
3. Gemüsebrühe und Tomaten dazugeben und 25 Min./100 °C/Linkslauf/Rührstufe kochen lassen.
4. Frischkäse, Zitronensaft und Salz sowie Pfeffer dazugeben, 20 Sek./Linkslauf/Rührstufe einrühren und servieren.

Omelette

Für 2 Portionen

Pro Portion: 359 kcal/ 13,6 g KH/ 22,6 g P/ 21,1 g F/ **3 Punkte**

Zutaten:

2 Karotten (in Stücken)

15 g Basilikum

4 Eier

50 g Sahne

1 EL Tomatenmark

Salz und Pfeffer

4 Cocktailtomaten (halbiert)

½ Mozzarella (in dünnen Scheiben)

½ Zucchini (geviertelt; in dünnen Scheiben)

500 g Wasser

Zubereitung:

1. Karotten und Basilikum in Mixtopf geben und 6 Sek./Stufe 5 fein hacken.
2. Eier, Sahne, Tomatenmark und Gewürze hinzugeben und 10 Sek./Stufe 2 vermischen.
3. Backpapier zuschneiden und Varoma-Einlegeboden damit auslegen. Masse einfüllen.
4. Tomaten, Mozzarella und Zucchini auf der Masse verteilen.
5. Wasser in Mixtopf füllen, Varoma aufsetzen und Omelette 25 Min./Varoma/Stufe 1 garen.

Gefüllte Kohlrabi

Für 2 Portionen

Pro Portion: 265 kcal/ 20,3 g KH/ 21,1 g P/ 11 g F/ **2 Punkte**

Zutaten:

2 Kohlrabi (geschält und halbiert)

1 Zwiebel

1 TL Rapsöl

250 g Spinat (jung; gewaschen)

50 g Schafskäse light

1 Ei

400 g Gemüsebrühe

Salz und Pfeffer

Zubereitung:

1. Kohlrabi-Hälften aushöhlen und auf Varoma-Einlegeboden geben.
2. Zwiebel in Mixtopf geben und 5 Sek./Stufe 6 fein hacken.
3. Öl in Mixtopf geben und Zwiebel 3 Min./Varoma/Stufe 1 andünsten.
4. Spinat hinzugeben und 3 Min./Varoma/Linkslauf/Rührstufe andünsten lassen.
5. Schafskäse zerbröseln und zusammen mit einem Ei zur Spinatmasse in den Mixtopf geben. Inhalt würzen und 15 Sek./Linkslauf/Stufe 1 vermengen.
6. Masse in die Kohlrabihälften geben.
7. Mixtopf säubern, Gemüsebrühe einfüllen, Varoma aufsetzen und 40 Min./Varoma/Stufe 2 garen.

Couscous mit Mais

Für 2 Portionen

Pro Portion: 419 kcal/ 76,1 g KH/ 14,4 g P/ 4,7 g F/ **11 Punkte**

Zutaten:

1 rote Zwiebel

2 Knoblauchzehen

400 g Gemüsebrühe

200 g Couscous oder Bulgur

1 EL Zitronensaft

1 TL Olivenöl

Salz und Pfeffer

1 Prise Pfeffer (Cayenne)

3 Stiele Minze (zerhackt)

½ Salatgurke (entkernt und gestückelt)

50 g Mais (aus der Dose; abgetropft)

Zubereitung:

1. Zwiebel und Knoblauch schälen, in den Mixtopf geben und 5 Sek./Stufe 5 hacken.
2. Gemüsebrühe dazugeben und 7 Min./100°C/Stufe 1 kochen.
3. Couscous hinzugeben und Inhalt 3 Min./90°C/Stufe 1 quellen lassen.
4. Zitrone, Öl, Salz, Pfeffer und Cayennepfeffer hinzugeben, 15 Sek./Linkslauf/Rührstufe vermischen.
5. In eine Schüssel umfüllen, Kräuter, Gurke und Mais dazugeben und vermengen. Ggfs. nochmals nachwürzen

Käsesalat mit Paprika und Apfel

Für 2 Portionen

Pro Portion: 273 kcal/ 14,5 g KH/ 12,9 g P/ 18,2 g F/ **7 Punkte**

Zutaten:

1 Zwiebel

100 g Gouda (gestückelt)

1 Apfel (geviertelt und entkernt)

1 grüne Paprika (gestückelt)

25 g Gewürzgurken

1 TL Rapsöl

½ EL Apfelessig

Salz und Pfeffer

50 g Rucola

Zubereitung:

1. Zwiebel in Mixtopf geben und 6 Sek./Stufe 5 zerkleinern.
2. Gouda, Apfel, Paprika, Gewürzgurken in den Mixtopf dazugeben und weitere 13 Sek./Stufe 4 zerkleinern.
3. Öl, Essig, Salz und Pfeffer hinzufügen und 10 Sek./Linkslauf/Rührstufe vermischen
4. Inhalt in eine Schüssel geben, Rucola darüber verteilen und alles gut vermischen. Kurz ziehen lassen und dann servieren.

Italienisches Risotto mit Roter Beete

Für 2 Portionen

Pro Portion: 371 kcal/ 59,9 g KH/ 10,8 g P/ 7,2 g F/ **10 Punkte**

Zutaten:

20 g Parmesan (gestückelt)

400 g Gemüsebrühe

2 Zwiebeln

1 TL Olivenöl

120 g Risotto

75 g Weißwein

150 g Brühe

200 g Rote Beete (gekocht und gestückelt)

1 EL Schnittlauchröllchen

1 EL Schmand

Salz und Pfeffer

Zubereitung:

1. Parmesan in Mixtopf geben und 6 Sek./Stufe 5 zerkleinern, dann in eine Schüssel umfüllen.
2. Zwiebeln in Mixtopf geben und ebenfalls 6 Sek./Stufe 5 fein hacken.
3. Öl in den Mixtopf geben und Inhalt 3 Min./Varoma/Rührstufe andünsten.
4. Risotto einwiegen und 3 Min./Linkslauf/Varoma/Rührstufe mit andünsten.
5. Weißwein und Brühe hinzugeben und 20 Min./100°C/Linkslauf/Rührstufe köcheln lassen.
6. Rote Beete dazugeben und weitere 20 Min./100°C/Linkslauf/Rührstufe kochen lassen.
7. Schnittlauch, Schmand, Salz und Pfeffer dazugeben und 30 Sek./Linkslauf/Rührstufe vermengen

Bohnen-Chili mit Paprika

Für 2 Portionen

Pro Portion: 315 kcal/ 46,3 g KH/ 16,3 g P/ 4,7 g F/ **1 Punkte**

Zutaten:

1 Zwiebel

2 Knoblauchzehen

½ Chilischote

100 g Staudensellerie (in grobe Stücke)

1 gelbe Paprika (geviertelt)

1 rote Paprika (geviertelt)

1 TL Olivenöl

1 Prise Salz

Pfeffer

400 g Bohnen (aus der Dose, abgetropft)

300 g gestückelte Tomaten (aus der Dose)

½ TL Paprikapulver (rosenscharf)

½ TL Chilipulver

1 Prise Zucker

1 EL gehackter Koriander

Zubereitung:

1. Zwiebel und Knoblauch in Mixtopf geben und ebenfalls 6 Sek./Stufe 5 fein hacken.
2. Chilischote, Staudensellerie und Paprika dazugeben und weitere 5 Sek./Stufe 5 hacken.
3. Öl hinzugeben und 3 Min./Varoma/Linkslauf/Stufe 1 andünsten.
4. Restliche Zutaten (bis auf Koriander) dazugeben und 12 Min./100 °C/Linkslauf/Stufe 1 kochen
5. Koriander hinzugeben und 5 Sek./Linkslauf/Stufe 1 vermischen.

Buchempfehlungen für die Punkte-Küche

Weitere empfehlenswerte Bücher mit Rezepten für den Thermomix® und mit Punkten

Mix dir Punkte-Hits

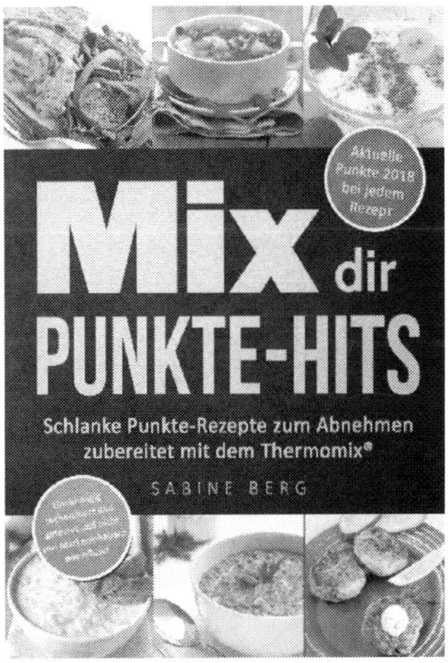

In „Mix dir Punkte-Hits" findest du noch mehr leckere Rezepte und alle sind garantiert mit schlanken Punkten und **höchstens bis zu 5 Punkten pro Portion.**

Viele 0, 1, 2, 3 Punkte-Hits sind mit dabei! So kann man sich richtig satt essen und trotzdem abnehmen!

Bei jedem Rezept findest du die aktuellen Punkte nach dem neuen Punktesystem 2018!

Ausführlicher Rezeptteil mit leckeren und punktefreundlichen Rezepten an Suppen, Salaten, Speisen mit Fleisch, Wurst und Hähnchen, Fisch, vegetarische Gerichte und süße Ideen.

Amazon Kindle E-book: ASIN B07B8HZSKD

Amazon Buch: ISBN 978-1986208826

► Folge jetzt Sabine Berg auf Amazon und hole dir die neuesten Publikationen:

► **http://tinyurl.com/bergsabine**

Punkte-Mix zum Abnehmen

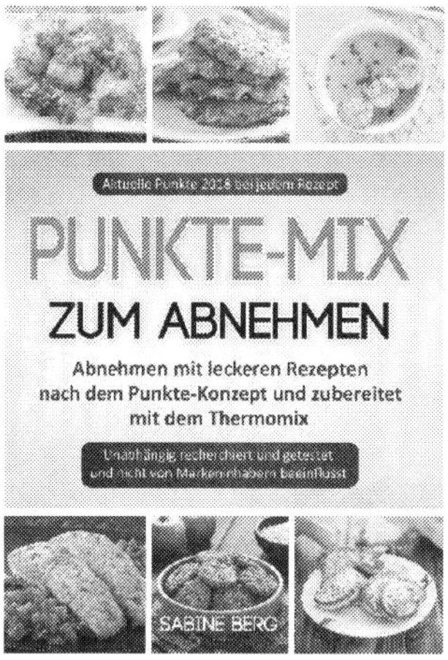

Abnehmen klappt perfekt, wenn man das erfolgreiche Punkte-Konzept mit dem Küchen-Multitalent Thermomix kombiniert.

Die Küchenmaschine Thermomix ist eine wundervolle Unterstützung für die gesunde, fettarme Zubereitung und eine schnelle Hilfe zum Zerkleinern, Rühren und Dünsten. Sabine Berg hat ihre kreativen Lieblingsrezepte während ihrer erfolgreichen Abnehmphase mit dem Punktesystem gesammelt und in diesem Kochbuch zusammengestellt.

Das Ergebnis sind leckere Gerichte, die schnell zubereitet sind, gute Punkte-Werte haben, satt und glücklich machen.

Ausführlicher Rezeptteil mit leckeren und punktefreundlichen Rezepten an Suppen, Salaten und Dressings, Gerichte vegetarisch und vegan, mit Garnelen und Fisch, mit Geflügel und Fleisch, Brot, Brote, Aufstriche, Dips und süße Gerichte und Nachtisch.

Amazon Kindle E-book: ASIN B07DX69Y7P

Amazon Buch: ISBN-13: 978-1721744558

►Folge jetzt Sabine Berg auf Amazon und hole dir die neuesten Publikationen:

► **http://tinyurl.com/bergsabine**

Low Carb Mix nach Punkten

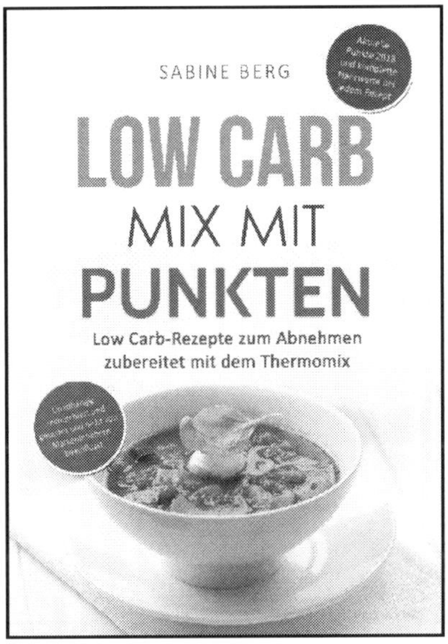

Low Carb – der zusätzliche Abnehmturbo für eine schnelle Fettverbrennung jetzt in Kombination mit dem Punkte-System und alles zubereitet im Thermomix.

Die Low Carb-Rezeptideen helfen dir Kohlenhydrate einzusparen. Die reduzierte Zufuhr an Kohlenhydraten z. B. am Abend kurbelt die Fettverbrennung zusätzlich an.

Kombiniere jetzt die bisherigen Punkte-Mix Bücher von Sabine Berg mit diesen Low Carb-Rezepten und beschleunige deinen Abnehmerfolg.

Bei jedem Rezept findest du die aktuellen Punkte nach dem neuen Punktesystem 2018 und vollständige Nährwerte!

Amazon Kindle E-book: ASIN: B07DRJXV3F

Amazon Buch: ISBN-13: 978-1986234894

► Folge jetzt Sabine Berg auf Amazon und hole dir die neuesten Publikationen:

► **http://tinyurl.com/bergsabine**

Mix dir Eis nach Punkten

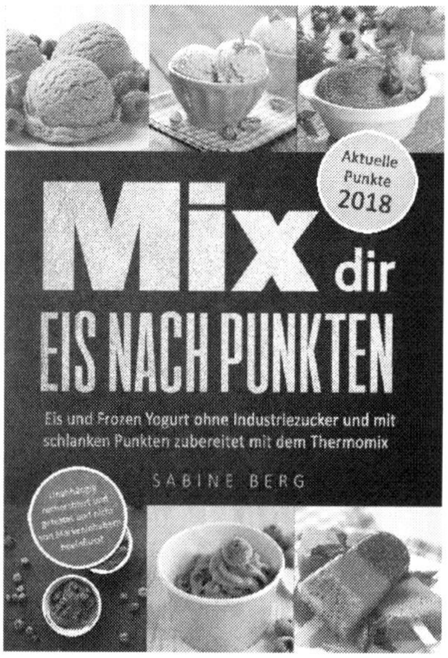

Eis, Frozen Yogurt, Popsicles & Co. ohne Industriezucker, mit schlanken Zutaten - zubereitet mit dem Thermomix!

Viele Eis-Hits mit 0,1,2,3-Punkten sind mit dabei!

Banane-Erdnuss-Eis, Schokoladeneis mit Kokos, Apfel-Zimt-Nicecream, Pfirsich-Mango-Eis und viele weitere Sorten sind schnell gemixt im Thermomix und können ganz ohne Eismaschine zubereitet werden.

Zuckerfreies Eis essen und trotzdem abnehmen!

Alle Rezepte wurden von der Autorin während ihrer erfolgreichen Abnahme von 25 kg nach dem erfolgreichen Punktesystem selbst getestet und für lecker empfunden.

Jetzt hat es sich ausgezuckert! Wir mixen uns leckeres zuckerfreies Eis im Thermomix und nehmen mit Genuss und schlanken Punkte-Rezepten ab.

Amazon Kindle E-book: ASIN: B07DM88H8H

Amazon Buch: ISBN-13: 978-1720941446

►Folge jetzt Sabine Berg auf Amazon und hole dir die neuesten Publikationen:

► **http://tinyurl.com/bergsabine**

45787982R00040

Printed in Poland
by Amazon Fulfillment
Poland Sp. z o.o., Wrocław